Département du Puy-de-Dôme

CONSEIL D'HYGIÈNE

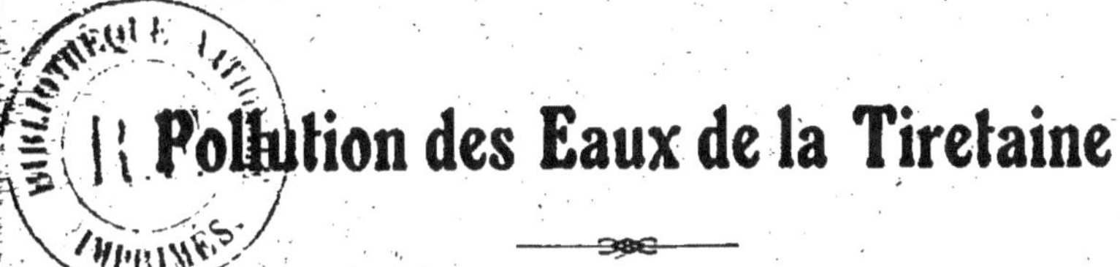

Pollution des Eaux de la Tiretaine

RAPPORT

PRÉSENTÉ

Par M. le Docteur GAUTREZ

Au nom d'une Commission composée de :

MM. POISSON, président ; BOUSQUET, DALECHAMPS, GAUTREZ, GROS, TOURETTE et ROCHER.

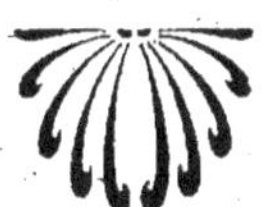

CLERMONT-FERRAND
IMPRIMERIES TYPOGRAPHIQUE ET LITHOGRAPHIQUE G. MONT-LOUIS

1921

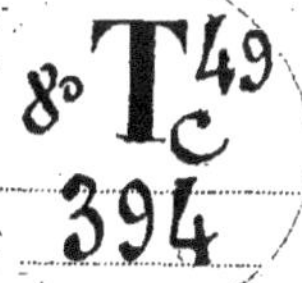

Département du Puy-de-Dôme

CONSEIL D'HYGIÈNE

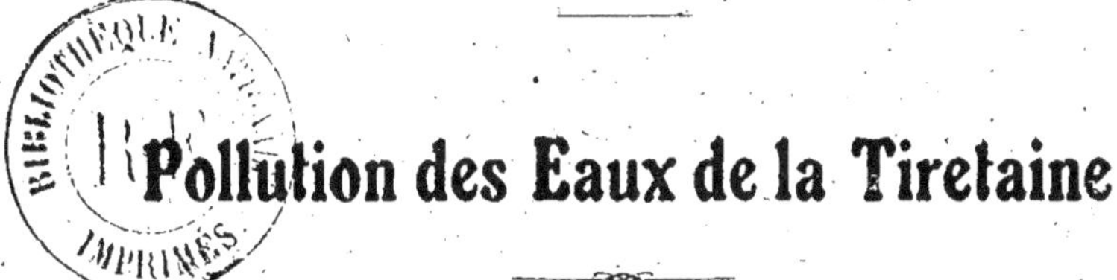

Pollution des Eaux de la Tiretaine

RAPPORT

PRÉSENTÉ

Par M. le Docteur GAUTREZ

Au nom d'une Commission composée de :

MM. POISSON, président ; BOUSQUET, DALECHAMPS, GAUTREZ, GROS, TOURETTE et ROCHER.

CLERMONT-FERRAND

IMPRIMERIES TYPOGRAPHIQUE ET LITHOGRAPHIQUE G. MONT-LOUIS

1921

CONSEIL D'HYGIÈNE ET DE SALUBRITÉ PUBLIQUE
DU PUY-DE-DOME

Extrait du Registre des Délibérations

Séance du 27 Avril 1921

POLLUTION DES EAUX DE LA TIRETAINE

Au mois d'avril 1919, M. le Dr Bellet protestait, au Conseil général, contre les évacuations industrielles dans la Tiretaine qui rendaient ces eaux nuisibles à l'agriculture. Le Conseil d'Hygiène, saisi de la question, après avoir pris connaissance des rapports faits par M. Tourette, Inspecteur départemental du Travail, et de M. Sauvanet, Ingénieur des Améliorations agricoles, désignait, dans sa séance du 30 juillet 1919, une Commission spéciale composée de MM. Dr Gautrez, Dr Bousquet, Poisson, Dr Rocher, Gros et Dalechamps, pour faire un supplément d'enquête ayant pour but de déterminer la nature des divers déversements industriels dans la Tiretaine et leur nuisibilité au point de vue agricole.

Par délibération du 25 août 1920, le Conseil général a demandé de nouveau à l'Administration préfectorale d'apporter, à sa prochaine session, l'assurance que toutes les dispositions ont été prises pour faire respecter ses arrêtés de 1906 et éviter les déversements industriels dangereux ou nuisibles.

M. le Dr Gautrez, au nom de la Commission spéciale, donne lecture au Conseil d'un remarquable rapport très circonstancié, dans lequel il rappelle le long historique des plaintes contre la Tiretaine et étudie de façon extrêmement détaillée le cours des bras et dérivations multiples du ruisseau depuis ses sources jusqu'à ses confluents avec l'Allier, ainsi que les diverses industries installées sur son parcours et les produits qu'elles déversent. Il donne les résultats complets des analyses effectuées par M. Gros, directeur du Laboratoire municipal, et conclut enfin que la Tiretaine est le collecteur général d'une population de plus de 100.000 habitants entre Royat et Malintrat. C'est donc le problème de l'assainissement d'agglomérations urbaines qui se pose : déversement des eaux usées et résiduelles dans les cours d'eaux. Dans le cas actuel, il faut obtenir de Royat et de Chamalières l'établissement d'égouts se raccordant avec le réseau complété de Clermont-Ferrand et dans lesquels se déverseraient toutes les eaux et les matières usées. Le ruisseau ne serait plus contaminé à ce niveau et laisserait arriver à Clermont-Ferrand des eaux suffisamment propres. Ce serait l'assainissement à l'amont. Dans la traversée de Clermont-Ferrand et de Montferrand, c'est à la fois une question d'assainissement général par l'établissement d'un réseau intégral d'égouts et une question de police sanitaire. Il faudrait envisager, en attendant, l'application stricte du règlement sanitaire et des arrêtés préfectoraux de 1906 et suivants pour faire abandonner le ruisseau comme grand égout collecteur.

L'arrivée à Clermont-Ferrand, à brève échéance, de quantités d'eaux importantes facilitera certainement la solution de la question de la Tiretaine.

M. le Préfet félicite M. le Dr Gautrez du travail remarquable qu'il a apporté et qui présente au Conseil la question de la Tiretaine dans toute son ampleur.

Après une discussion à laquelle prennent part un certain nombre de membres du Conseil, M. le Préfet résume les débats en indiquant qu'il y a lieu d'envisager séparément :

1° L'évacuation à la Tiretaine des eaux usées et matières excrémentitielles des particuliers, des établissements et des grandes industries, établies sur le cours du ruisseau. Si les modifications à apporter à des milliers d'immeubles constituent une œuvre de très longue durée, il semble qu'on devrait pouvoir remédier beaucoup plus rapidement à l'inconvénient qui résulte du jet direct à la rivière des matières excrémentitielles provenant des établissements qui occupent des milliers d'ouvriers ;

2° L'évacuation des eaux résiduaires et industrielles par les usines pour laquelle il y a lieu de faire vérifier par l'Inspecteur du Travail si les assujettis se conforment strictement aux prescriptions administratives imposées par leur titre d'autorisation.

M. le Dr Marcombes conclut que, comme solution pratique de la première question, il faut envisager à bref délai l'entente, si possible, avec Royat et Chamalières, pour la construction du tout-à-l'égout, tout au moins dans les communes suburbaines et dans le secteur Nord de Clermont-Ferrand, et ajoute que la Ville pourrait prévoir, dans la partie financière de ce projet, le recouvrement d'une taxe sur les propriétaires qui serait autorisée par une loi spéciale. D'autre part, il pense qu'il y aura lieu de confirmer les pouvoirs de la Commission spéciale du Conseil d'Hygiène pour prendre contact avec les chefs d'industries et élaborer, d'accord avec la Commission et les industriels, un plan complet d'évacuation qui serait présenté au Conseil.

M. Glangeaud se rallie à cette idée et demande que les analyses soient continuées à toutes fins utiles.

Le Conseil approuve les conclusions présentées par M. le Préfet et M. le Dr Marcombes et décide que le rapport de M. le Dr Gautrez sera communiqué à tous les intéressés appelés à participer à la solution de la question de la pollution de la Tiretaine.

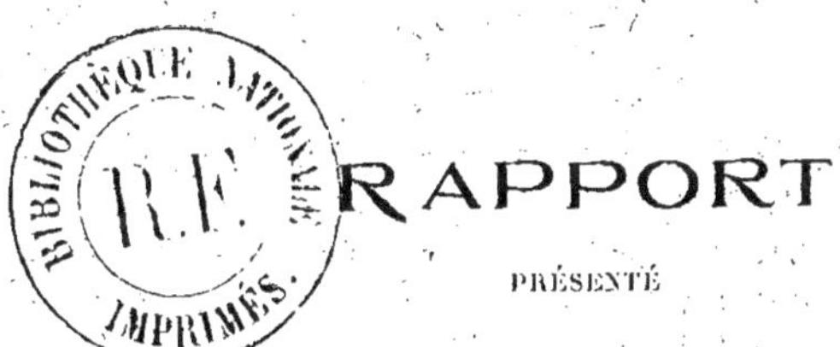

RAPPORT

PRÉSENTÉ

Par M. le Docteur GAUTREZ

Au nom d'une Commission composée de :

MM. POISSON, président ; BOUSQUET, DALECHAMPS, GAUTREZ, GROS, TOURETTE et ROCHER.

A la séance du Conseil général du Puy-de-Dôme du 29 avril 1919, M. le Dr Bellet, conseiller général du canton Est de Clermont, signalait à M. le Préfet une situation qui, à son avis, réclamait un remède urgent. « *La Tiretaine*, disait-il, *est devenue, après Montferrand, un égout infâme. Toute la végétation riveraine en souffre. L'herbe des prairies est empestée au point que le lait des vaches qui y paissent est imbuvable.* » Attribuant cet état de choses aux eaux résiduaires industrielles, M. Bellet demandait qu'on en interdît toute évacuation dans la Tiretaine. Il suggérait l'idée que le Service agricole fût saisi et intervînt pour faire cesser cet état de choses.

M. le Préfet, après avoir déclaré qu'aucune plainte ne lui était parvenue, promettait de soumettre la question aux Services compétents et l'étude en était, tout d'abord, confiée à M. l'Ingénieur du Génie rural, à M. l'Inspecteur du Travail et à M. l'Ingénieur en chef des Ponts et Chaussées chargé du Service hydraulique.

Par lettre du 24 juin 1919, M. l'Ingénieur du Génie rural rendait compte à M. le Préfet du résultat de son enquête.

« Un examen de la Tiretaine et de ses multiples ramifications, dans la région de Montferrand, m'a permis de constater, écrivait-il, que les eaux de ce ruisseau sont polluées à un tel point qu'il est fort possible qu'elles soient nocives à l'agriculture. Les pollutions sont dues aux égouts de Royat, Chamalières, Clermont et Montferrand, d'une part, et à des résidus industriels provenant de diverses usines et de l'arsenal des Gravanches, d'autre part.

» Les mesures à prendre pour faire cesser un état de choses aussi préjudiciable ne peuvent, à notre avis, être déterminées qu'à la suite d'analyses bactériologiques et chimiques, qui feront connaître la nature des microbes ou produits nocifs et permettront au chimiste de préconiser un traitement à faire subir aux évacuations industrielles pour les rendre inoffensives.

» Nous avons, maintes fois, remarqué la couleur jaune de l'émissaire des Gravanches, couleur due, sans doute, à la présence d'acide picrique, mais il est permis de se demander si ce sont bien là les pollutions signalées par M. le Dr Bellet, l'émissaire des Gravanches aboutissant au ruisseau d'Artières et ne communiquant pas à notre connaissance avec la Tiretaine. »

M. l'Ingénieur du Génie rural concluait au saisissement du Conseil départemental d'Hygiène *particulièrement* compétent pour connaître de cette affaire.

Par lettre du 7 juin 1919, M. l'Ingénieur en chef du Service Hydraulique rappelait, de son côté :

« Que, depuis longtemps déjà et à maintes reprises, la pollution des eaux du ruisseau de Tiretaine avait provoqué des réclamations, pleinement justifiées d'ailleurs, de la part des nombreux riverains de ce cours d'eau, en aval du barrage de Cataroux, situé près de l'abattoir de Clermont-Ferrand, en amont de Montferrand.

» En 1913, notamment, les Conseils municipaux de Lussat et de Malintrat avaient pris des délibérations signalant l'état de malpropreté du ruisseau de Tiretaine et priant instamment M. le Préfet de vouloir bien intervenir auprès du Conseil d'Hygiène et des Pouvoirs publics, afin que les industriels fussent mis dans l'obligation stricte de filtrer les eaux avant leur déversement dans ce cours d'eau.

» Depuis 1913, la situation ne s'est pas améliorée, mais elle s'est, au contraire, aggravée par suite de la création de nouvelles usines sur le ruisseau de Tiretaine et de la grande extension prise depuis la guerre par les manufactures de caoutchouc Torrilhon, Bergougnan et Michelin.

» Nous avons constaté récemment qu'en aval de l'abattoir de Clermont, les eaux de la Tiretaine sont toujours tantôt noirâtres, tantôt jaunâtres, tantôt rougeâtres et qu'elles dégagent souvent des odeurs nauséabondes. La nature des produits qui polluent ainsi ces eaux ne pourrait être déterminée qu'au moyen d'une analyse chimique qui échappe à notre compétence. »

Et M. l'Ingénieur du Service hydraulique, après avoir indiqué la liste des usines et établissements situés sur le ruisseau de Tiretaine, proposait que les usiniers et les propriétaires de ces établissenıents fussent mis en demeure d'avoir à faire connaître, dans un délai déterminé, les systèmes qu'ils se proposaient d'adopter pour la décantation, l'épuration, la neutralisation et la clarification des résidus et eaux insalubres susceptibles d'être déversés au ruisseau. Cette mise en demeure serait basée sur les prescriptions de l'article 12 de l'arrêté préfectoral du 30 octobre 1916 et sur l'article 1er de l'arrêté du 20 décembre de la même année. La liste fournie par M. l'Ingénieur du Service hydraulique comprenait :

1° Etablissement Plasson et Baudry, à Chamalières (Fabrique de cristaux de soude, extrait de Javelle, vinaigre et moutarde) ;

2° Usine Torrilhon, à Chamalières (Manufacture de caoutchouc) ;

3° Compagnie du couchage de l'armée et du blanchissage civil et militaire (gérant, M. Nouvion, à Chamaliè-

4° Etablissements Bergougnan, à Chamalières et Clermont (Manufacture de caoutchouc) ;

5° Usine Olier, à Clermont-Ferrand (Fonderie) ;

6° Delsaux et Robert, rue de la Garde, à Clermont (Manufacture de câbles métalliques) ;

7° Bouchet, rue du Pont-Naturel, à Clermont (Teinturerie) ;

8° Gouillon, rue du Belloy, à Clermont (Tannerie-Corroierie) ;

9° Usines Michelin et Cie (Manufacture de caoutchouc) ;

10° Abattoir municipal de Clermont-Ferrand.

Le 30 juin 1919, M. Tourette, Inspecteur du Travail, adressait à M. le Préfet le rapport ci-après :

« Vous avez bien voulu me charger de procéder à une enquête sur les causes de la malpropreté du ruisseau de Tiretaine, en aval de Montferrand, et me demander des propositions au sujet des mesures qu'il y aurait lieu de prendre pour faire cesser la pollution des eaux.

» M. le Dr Bellet, qui a soulevé cette question à la dernière session du Conseil général, m'a déclaré que les réclamations les plus sérieuses viennent de la région de Malintrat où l'on se plaint que les eaux de la Tiretaine contiennent des produits nuisibles à la végétation.

» Il est assez surprenant que l'état de malpropreté des eaux soulève des protestations surtout en aval de Montferrand ; il est surprenant aussi que la Tiretaine nuise à la végétation dans ces régions, tandis qu'à Clermont-Ferrand et entre Clermont-Ferrand et Montferrand, en aval de toutes les usines, les eaux de ce ruisseau arrosent des jardins qui ne semblent pas en souffrir.

» Ce point mérite l'attention et il conviendrait, je crois, de prescrire une enquête aux Services agricoles pour déterminer :

» 1° Si le préjudice dont on se plaint est bien réel ;

» 2° A partir de quel point ce préjudice se fait sentir.

» On arriverait ainsi à fixer l'endroit précis à partir duquel les eaux deviennent impropres à la culture. Quand on connaîtrait ce point, il serait relativement facile de découvrir la nature des produits nocifs et d'indiquer le remède efficace.

» Toute autre méthode sera sujette à des tâtonnements et pourra conduire à des erreurs.

» J'ai, néanmoins, recherché dans quelle mesure les évacuations industrielles contribuent à souiller les eaux de la Tiretaine.

» J'ai d'abord constaté qu'à leur entrée dans l'usine située le plus en amont, ces eaux sont déjà très sales ; elles sont noirâtres, troubles, elles contiennent des matières solides en suspension, entraînent des détritus quelquefois volumineux et, à certaines heures, dégagent une odeur nauséabonde. Cet état de choses est dû, sans doute, à l'égout de Royat, aux fosses d'aisances de Royat et de Chamalières, aux immondices de toutes sortes qui sont déversés, surtout à la tombée de la nuit, par les habitants de ces deux localités.

» En présence de cette situation, il sera toujours difficile d'exiger que la Tiretaine soit claire et limpide à la sortie des usines.

» Les établissements industriels qui sont susceptibles d'aggraver la malpropreté du ruisseau peuvent se classer ainsi :

» 1° Etablissement Plasson et Baudry ;

» 2° Blanchisseries ;

» 3° Teintureries ;

» 4° Usines de caoutchouc ;

» 5° Tanneries ;

» 6° Abattoirs.

» J'indique, pour chacun d'eux, les faits que m'a permis de découvrir mon enquête.

» 1° *Plasson et Baudry.* — Cette usine fabrique du vinaigre, de la moutarde, des cristaux de soude et de l'extrait de Javelle.

» Dans la fabrication du vinaigre et de la moutarde, seules des eaux de lavage peuvent être rejetées à la Tiretaine, mais en petite quantité et à intervalles éloignés. Il n'y a pas là une cause sérieuse de pollution de la rivière.

» La fabrication des cristaux de soude rejette de loin en loin des quantités peu importantes de carbonate de soude.

» La préparation de l'extrait de Javelle, obtenu par l'action du chlorure de chaux sur le carbonate de soude, présente des inconvénients plus sérieux. Le ruisseau entraîne, certains jours, une quantité appréciable de chlorure de chaux. Le fait ne se produit pas à intervalles réguliers, de sorte que les constatations sont très difficiles. Mais, s'il est exact, il constitue un véritable danger pour les animaux et pour la végétation ;

» 2° *Blanchisseries.* — Les blanchisseries rejettent toutes leurs eaux de lavage à la rivière. Ces eaux contiennent du savon, un peu de carbonate de soude, et ces substances lipeuses qui contribuent à donner à la Tiretaine son aspect répugnant. Elles ne présentent pas d'inconvénient sérieux pour la végétation et leur quantité est peu considérable : 40 mètres cubes par jour pour la blanchisserie la plus importante ;

» 3° *Teintureries.* — Ces établissements vident dans le ruisseau leurs bains de teinture épuisés. Les quantités sont faibles et cette pratique ne paraît pas présenter d'autre inconvénient que celui de colorer la rivière à certaines heures ;

» 4° *Tannerie Gouyon.* — Cette tannerie est peu importante ; elle traite une quinzaine de peaux par jour seulement.

» Elle rejette au ruisseau :

» *a)* Le bain de chaux dans lequel on fait tremper les peaux pour permettre l'épilage ;

» *b)* Toutes les matières organiques provenant du travail de rivière ;

» *c)* Les bains de tannage usés.

» Il est certain que ces diverses évacuations, sans être très dangereuses, contribuent à augmenter sensiblement l'état de malpropreté de la Tiretaine ;

» 5° *Manufactures de caoutchouc.* — L'eau qui arrive dans ces usines, même à l'usine Torrilhon, est déjà très sale et doit subir une épuration avant de pouvoir être utilisée. Ce nettoyage est réalisé, suivant le cas, par le passage à travers des grilles, ou dans une chambre de décantation, ou encore à travers un filtre constitué par une ou plusieurs couches de silex. Avant de l'envoyer dans les générateurs à vapeur, on lui fait subir une épuration chimique pour laquelle on emploie de la chaux, du sulfate de soude, du sulfate d'alumine.

» Les riverains d'aval ne bénéficient pas de cette épuration, car toutes les usines rejettent dans la rivière les boues, les souillures qu'elles en ont retirées.

» L'opération commune à toutes les usines de caoutchouc et qui contribue le plus à la pollution de l'eau est celle du « déchiquetage » qui doit débarrasser la gomme brute des impuretés qu'elle renferme. L'eau qui s'écoule des ateliers de déchiquetage est de couleur brune et elle contient surtout des substances terreuses et des débris de végétaux. Il ne semble pas qu'elle doive être très nuisible à la végétation, mais elle est réellement sale.

» La quantité d'eau ainsi rejetée n'est pas considérable ; environ 5 litres à la seconde pour une usine de 2.000 ouvriers. D'autre part, cette eau n'est pas également sale dans toutes les usines ; c'est ainsi que l'usine Michelin, qui traite uniquement des gommes déjà lavées dans les plantations, évacue des eaux de déchiquetage relativement peu chargées.

» Les eaux provenant du traitement des vieux caoutchoucs sont également très sales ; elles contiennent une petite quantité de soude et des débris de coton. Elles sont en général décantées avant d'être envoyées à la rivière et leur quantité est peu importante.

» En dehors de cela, les eaux sales rejetées par les usines de caoutchouc proviennent :

» *a*) Du lavage des ateliers, des cours et des appareils ;

» *b*) Du nettoyage des cabinets d'aisances. Il est à remarquer, en effet, que les cabinets d'aisances de ces grandes usines sont reliés directement à la Tiretaine. Il y a là une cause grave de pollution des eaux. Une exception doit être faite en faveur de l'usine Torrilhon qui dispose de fosses septiques.

» On voit, par ce qui précède, que, d'une manière générale, les manufactures de caoutchouc n'envoient pas à la Tiretaine des produits chimiques nuisibles, contrairement à l'opinion courante.

» Il convient cependant de signaler, à ce sujet, l'une des fabrications de l'usine Michelin : la préparation du sulfure rouge d'antimoine. L'eau résiduaire de cette préparation est légèrement acide et contient une petite quantité du produit fabriqué, ce qui explique la coloration rouge dont se plaignent certains riverains. Ce produit est sans danger, parce que tout à fait insoluble, et son acidité est neutralisée par la réaction alcaline que présentent toujours les eaux de la Tiretaine, ainsi que nous le verrons plus loin.

» 6° *Abattoirs de la Ville de Clermont-Ferrand.* Les abattoirs rejettent dans la Tiretaine des matières organiques en abondance, du sang, des urines, des débris animaux et c'est à leur sortie que la rivière présente son aspect le plus repoussant.

CONCLUSIONS

» Mon enquête a été faite en suivant dans chaque usine le cours de la Tiretaine et de ses ramifications, en longeant les canalisations qui partent des ateliers pour aboutir au ruisseau. Malgré cela, il ne m'a pas été possible de noter exactement la quantité des eaux sales rejetées, ni leur degré de pollution, car les chasses ont lieu par intermittence, quelques-unes ne se produisant qu'une ou deux fois par semaine. Il ne m'a pas toujours été possible non plus de préciser la nature des produits rejetés.

» J'estime qu'il est indispensable de compléter cette enquête par des analyses. Les prélèvements devront être faits en amont et en aval de chaque usine, à l'insu de l'industriel, à des heures différentes dans la même journée, à des jours différents dans la même semaine.

» D'après les résultats de ces analyses, il sera possible de se rendre compte de la responsabilité qui incombe à chaque Etablissement et de fixer les mesures à lui imposer.

» Il semble, dès à présent, que, d'une manière générale, les usines ne rejettent pas des produits chimiques susceptibles de nuire à la végétation. Et l'on m'a affirmé que les eaux de la Tiretaine sont toujours alcalines à la sortie de l'usine Michelin. Cette alcalinité est due, sans doute, aux eaux minérales de Royat et de Saint-Alyre, aux eaux provenant des côtes calcaires de Clermont-Ferrand et de Chanturgue, à des fermentations ammoniacales, etc... La Tiretaine ne serait donc jamais acide à sa sortie de Clermont-Ferrand, et cependant les habitants de Malintrat se plaignent que son acidité nuit à la végétation.

» Si cette acidité existe, d'où peut-elle provenir ? Le Parc d'Artillerie des Gravanches a détruit, paraît-il, depuis l'armistice, des quantités importantes d'explosifs. Il a pu en résulter l'entraînement vers la Tiretaine de produits nitrés acides très nuisibles. Il conviendrait donc de faire effectuer des recherches de ce côté. »

Comme M. l'Ingénieur en chef du Service hydraulique, M. l'Inspecteur du Travail proposait de faire appliquer les divers arrêtés préfectoraux et d'exiger la décantation, la purification, la neutralisation et la clarification des eaux résiduaires avant leur rejet au ruisseau.

« Ce qu'il importe surtout de faire, ajoutait-il, c'est d'éliminer les produits nuisibles que peuvent contenir ces eaux. Leur analyse pourra nous l'apprendre, mais deux points sont acquis : le déversement de chlorure de chaux par l'usine Plasson et Baudry et l'évacuation directe à la Tiretaine, par la plupart des usines, du contenu des cabinets d'aisances. On pourrait donc, dès à présent, mettre en demeure :

» 1° L'usine Plasson et Baudry de ne jamais envoyer au ruisseau des produits chlorés ;

» 2° Tous les industriels de ne pas déverser directement dans la Tiretaine le contenu de leurs cabinets d'aisances. Mais il serait équitable d'interdire, en même temps, cette pratique aux hôtels de Royat et aux particuliers.

» Pour les usines, la seule solution possible semble être l'installation de fosses septiques, ce qui demandera un assez long délai. »

Le 30 juillet 1919, le Conseil départemental d'Hygiène, appelé à donner son avis, entendait les explications fournies par son rapporteur, M. le Dr Gautrez, qui faisait connaître les conclusions des précédents rapports.

M. le Dr Gautrez, après avoir montré que les fosses septiques, dont l'effluent reste essentiellement fermentescible tant qu'il n'a pas subi une épuration convenable, ne remédieraient pas à la situation, au point de vue de la souillure par les matières excrémentitielles, rappelait que la question des eaux de la Tiretaine avait été une des préoccupations dominantes du Conseil depuis de longues années et, qu'à son avis, la situation ne se modifierait d'une façon sérieuse que le jour où serait réalisé l'assainissement définitif de la Ville de Clermont-Ferrand, par la construction d'un réseau d'égouts complet qui permettrait aussi à Royat et à Chamalières de se débarrasser de leurs eaux et matières usées. Il y avait lieu, cependant, de rechercher actuellement la nature des produits nocifs pouvant être rejetés à la Tiretaine, pour en faire cesser le déversement, et de faire demander, à cet effet, par les établissements intéressés, toute autorisation utile.

Une Commission, composée de MM. Bousquet, Dalechamps, Gautrez, Gros, Poisson, Tourette et Rocher, était chargée de procéder à une minutieuse étude de la question. C'est le résultat des travaux de cette Commission que nous apportons aujourd'hui.

Entre temps, la Commission spéciale avait été avisée qu'un crédit de 2.000 francs était mis à sa disposition, pour son enquête et ses analyses, par le Service du Génie rural qui trouvait que cette question présentait un intérêt général agricole, et les renseignements suivants fort intéressants lui étaient fournis par M. l'Ingénieur du Génie rural Sauvanet :

« Le Service du Génie rural a pu constater, à la suite des réclamations qui lui ont été soumises, les effets néfastes de la pollution des eaux de la Tiretaine.

» La branche dite d'Herbet, qui reçoit assez rapidement après sa sortie de Clermont le ruisseau d'Artières, est moins chargée de matières en suspension que la branche dite de Montferrand. L'eau de cette dernière dégage des odeurs nauséabondes et est actuellement inutilisable pour les irrigations de printemps et pour l'abreuvage du bétail.

» En ce qui concerne l'irrigation des prairies, nous avons pu vérifier sur le territoire de Montferrand que, dans les parties où les cultivateurs essaient d'utiliser ces eaux en avril-mai, les herbes se recouvrent de matières solides qui, à l'époque de la fauchaison, constituent une poussière nuisible à la qualité du foin et qui, de plus, gêne beaucoup les ouvriers chargés du fanage.

» Lorsque l'irrigation se fait sur des pâturages, les animaux délaissent les parties les plus voisines du cours d'eau sur lesquelles se font les dépôts les plus abondants.

» Au point de vue de l'abreuvage du bétail, la plupart des animaux se refusent à consommer l'eau de la Tiretaine. Les agriculteurs nous ont déclaré, sans que nous ayons pu en faire la vérification, que les vaches avortent très fréquemment lorsqu'elles absorbent cette eau ; en tous cas, beaucoup de cultivateurs préfèrent, pour abreuver leur bétail, utiliser l'eau des puits de la région, malgré les pertes de temps qui en résultent pour eux, plutôt que de lui laisser absorber l'eau de la Tiretaine. »

L'intérêt de la question qui se présente aujourd'hui devant nous est donc considérable et vous comprendrez que votre rapporteur ait cru devoir lui donner tout le complet développement qu'elle comporte. Elle est du reste aussi vieille que notre Assemblée.

QUELQUES MOTS D'HISTORIQUE

La Tiretaine et le ruisseau d'Artières, avec lequel elle se confond près d'Aulnat, ont bien souvent comparu à cette barre. La contamination des cours d'eau par les eaux résiduaires industrielles a fait aussi l'objet de multiples examens et d'arrêtés non moins nombreux.

Il suffit de parcourir les comptes rendus des travaux du Conseil d'Hygiène pour voir que, dès 1866, de vives plaintes étaient adressées à M. le Préfet au sujet de la souillure du ruisseau d'Aulnat par l'usine de Bourdon. Cette

2

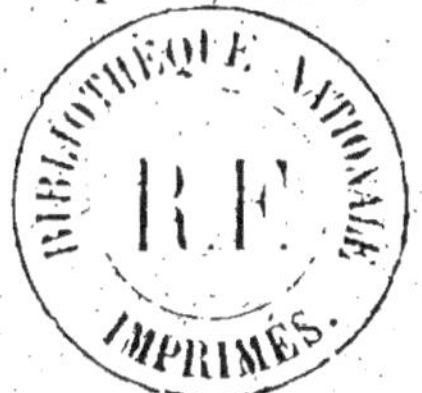

affaire reviendra, à maintes reprises, devant le Conseil et les échos en persisteront jusqu'en 1895 (1).

En 1875, un arrêté préfectoral interdit de déverser dans les cours d'eau des substances susceptibles de les polluer et de nuire au poisson. Il a été provoqué par les réclamations des riverains contre les pratiques nuisibles de diverses industries, particulièrement des usines de Pontgibaud, de Saint-Dier, d'Auzelles, de Tallende.

Au cours de cette même année, la Tiretaine est mise en cause dans la partie de son trajet à travers la ville de Clermont qui constitue le « ruisseau des Tanneurs » et où elle « reçoit des produits délétères de toutes natures qui souillent ses eaux et en font un foyer pestilentiel ». Le ruisseau, visité par une Commission dont M. Gonod fut le rapporteur, apparut comme une « sentine stagnante et corrompue remplie d'immondices et de dépôts infects d'où s'exhalaient des odeurs repoussantes. Son lit était rempli d'une vase noire et épaisse d'où se dégageaient des bulles de gaz fétides laissant échapper des exhalaisons malsaines ».

En 1876, on signale une fois de plus la souillure intolérable du ruisseau des Tanneurs et on en réclame à grands cris l'assainissement. La question de la pollution des cours d'eau est plus que jamais à l'ordre du jour, ce qui n'empêchera pas le Conseil d'Hygiène, moins bien informé évidemment qu'aujourd'hui, d'autoriser, la nuit et hors ville, en aval, le déversement de liquides provenant du traitement de matières de vidanges (2).

En 1877, le ruisseau de Tiretaine et celui d'Artières sont de nouveau sur la sellette. Malgré les réclamations sans nombre, qui émanent des habitants du quartier sud-ouest de Clermont, rien n'a changé. Le ruisseau des Tan-

(1) Rapports de M. Costel, ingénieur, en 1871 ; — de M. Lamothe, en 1873 ; — de M. l'Ingénieur Amiot, en 1874 ; — Arrêté préfectoral du 10 avril 1875 ; — Rapport de M. Nivet, en 1877 ; — Analyse chimique des eaux de l'Artière par M. Finot, la même année ; — Rapports de M. Nivet, en 1885 ; de MM. Nivet et Huguet, en 1891 ; de M. Gautrez, en 1895.

(2) Fabrique d'engrais des sieurs Letellier et Astier, à Bellombre. — Rapport de M. Gonod, approuvé le 8 novembre 1876.

neurs est toujours un cloaque nauséabond et le demeurera encore longtemps. La constatation en sera plus particulièrement faite encore en 1880 et plus tard en 1894. Il est des moments, encore à cette heure, où, en dépit de quelques changements heureux, la ressemblance apparaît frappante.

En 1885, en 1891, en 1895, c'est l'Artières qui est plus spécialement visée ; il s'agit toujours des eaux résiduaires de Bourdon.

Les multiples réclamations qui continuent à se succéder, au sujet de la pollution des cours d'eau par des eaux résiduaires de toute nature, amènent l'Administration préfectorale à prendre un arrêté, en date du 30 octobre 1906, qui, par son article 12, interdit :

« De jeter, de déverser ou de laisser écouler soit directement, soit indirectement, dans le lit des cours d'eau, des matières, des résidus, des liquides :

» 1° S'ils sont susceptibles d'occasionner des envasements ou de gêner l'écoulement des eaux ;

» 2° S'ils sont infects, nuisibles ou susceptibles de compromettre la santé publique ;

» 3° S'ils sont susceptibles, par leur température ou leur nature, de rendre les eaux impropres à l'alimentation des hommes et des animaux, à leur emploi aux usages domestiques, à leur utilisation par l'agriculture ou l'industrie ou à la conservation du poisson. »

Un autre arrêté, du 20 décembre de la même année, dit dans son article premier :

« Qu'il ne peut être déversé dans les cours d'eau navigables et non navigables du département du Puy-de-Dôme que des eaux qui ne contiennent aucune substance toxique et qui soient neutralisées, refroidies, clarifiées, rendues limpides, inodores et non susceptibles de fermentation ultérieure. »

Ces prescriptions seront renouvelées, chaque année, à l'occasion de la réglementation de la pêche fluviale et du rouissage du lin et du chanvre.

Dès 1903, les règlements sanitaires communaux, prévus par la loi du 15 février 1902 sur la Protection de la santé publique, avaient, parmi les mesures édictées, compris la prohibition absolue du déversement des matières excrémentitielles dans les cours d'eau.

Tous ces arrêtés, toutes ces prescriptions, restent malheureusement lettre morte, en l'absence d'une surveillance suffisante et de l'application de sanctions assez sévères.

Jusqu'en ces dernières années, toutefois, les plaintes formulées, à Clermont même ou aux environs, s'étaient adressées presque exclusivement au tronçon sud-ouest de la Tiretaine à Clermont et à la portion de l'Artières qui circule autour de l'usine de Bourdon. La Tiretaine nord n'en valait guère mieux ; elle avait échappé aux doléances.

Mais voici que Clermont s'est considérablement développé ; la population a beaucoup augmenté ; des industries puissantes et prospères ont apporté à la ville un caractère industriel qu'elle n'avait pas précédemment. En amont, Royat-Thermal a pris de l'extension ; Chamalières a suivi la progression de Clermont. En aval, Montferrand s'est fortement accru. La branche nord de la Tiretaine dessert désormais toutes les grandes usines et sert de déversoir à un nombre considérable d'habitations privées et d'établissements. Elle va, à son tour, être si profondément souillée que les plaintes des riverains, en aval de Montferrand, particulièrement à Aulnat, à Malintrat, se succèdent sans interruption. Il ne s'agit plus seulement d'exhalaisons malsaines, d'odeurs nauséabondes. L'eau boueuse, surchargée de matières putrides, est devenue inutilisable pour l'irrigation des champs et l'abreuvage des animaux. Du point de vue hygiénique comme du point de vue agricole, la situation appelle la plus énergique intervention. L'enquête ordonnée par le Conseil général nous a semblé l'occasion de poser le problème dans toute sa complexité comme dans toute son intégralité.

LA TIRETAINE ET SES RAMIFICATIONS

Pour bien comprendre les causes intimes et profondes de cette souillure, sur les origines de laquelle les rapports de M. l'Ingénieur en chef du Service hydraulique et de M. l'Inspecteur du Travail nous ont déjà fourni de précieux renseignements, il faut que nous suivions pas à pas la Tiretaine dans son cours et que nous notions toutes les moindres particularités susceptibles de nous éclairer. Or, le trajet de ce petit cours d'eau, très compliqué en raison des dérivations qu'il a subies, des émissaires multiples qu'il reçoit, des très nombreux canaux et rigoles d'irrigation qu'il émet et qui forment sur certains points un réseau presque inextricable, a souvent prêté à des confusions, que nous retrouvons dans les rapports présentés au Conseil d'Hygiène, et a donné lieu à des variations de dénomination relevées encore aujourd'hui sur les cartes que nous avons eues sous les yeux. Il nous a donc paru indispensable d'essayer, avant tout, de préciser dans toute la mesure du possible, le parcours réel de la Tiretaine et de ses principales branches. Des territoires traversés et drainés, de la nature des eaux reçues et entraînées, dépendent essentiellement le caractère et le degré de la pollution. De la topographie de la région desservie résulteront, en partie, les possibilités d'assainissement.

D'après M. Glangeaud (1), « une série de sources venues du petit Puy-de-Dôme émergent en plusieurs points, sur les flancs ou sur le front des coulées laviques qui s'étalent depuis La Font-de-l'Arbre jusqu'à Royat. Le produit de ces sources circule à la surface ou sur le flanc des coulées, puis s'infiltre de nouveau totalement ou en partie, à travers des fissures, en constituant un cours d'eau souterrain. La partie aérienne forme la Tiretaine.

---

(1) La Chaîne des Puys, étude géologique, in *Revue d'Auvergne.*

Celle-ci, que l'on peut suivre à partir de La Font-de-l'Arbre, alimentée d'abord par le ruisseau de Mont-Rodeix, par les sources de Fontanas, par le ruisseau de Vaucluse formé lui-même des ruisseaux de la Pépinière et des Bois, et grossie par les nombreuses émergences qui se font tout le long de la Vallée, traverse le vieux Royat en suivant la route de la Vallée, reçoit le Liaboux un peu au-dessous de la Chocolaterie Rouzaud, à l'entrée du nouveau Parc, passe sous le pont de César et sous l'Etablissement thermal, franchit le grand Parc et la route qui le sépare du Viaduc du chemin de fer et, à une centaine de mètres au delà, se bifurque en deux branches.

La plus importante, *la branche Nord,* descend, à droite de la nouvelle route de Royat, jusqu'à l'usine Geille, traverse la route au-dessus de l'usine Torrilhon derrière laquelle elle passe, gagne Chamalières pour atteindre la route de Bordeaux en coulant sous le pont des Saulées. Elle se dirige alors, par la propriété de Beaulieu, vers le nouveau quartier du Pré-Labbé et le Pont du Diable, traverse l'usine Bergougnan, la rue Fontgiève, longe le fond de la place Fontgiève derrière l'Ecole communale, contourne le côté nord de la ville en passant à l'extrémité de la rue des Hospices, de la rue Saint-Alyre, en coupant la rue de Blanzat et les Bughes, puis, suivant la rue du Nord, à partir du pont des Bughes, entre à l'usine Michelin. Elle en sort canalisée dans toute l'étendue du cimetière et derrière l'Abattoir jusqu'à la rue de Chanterane, sous laquelle elle s'insinue pour arriver au Moulin de Cataroux, au niveau des nouvelles usines Michelin.

A partir de là, le cours de la branche Nord varie avec les cartes consultées. D'après quelques-unes (carte d'état-major, carte au 100.000^{e}), elle gagne l'agglomération de Montferrand qu'elle enserre de ses bras, et remontant ensuite vers le nord, passe au-dessus d'Aulnat, puis au-dessous de Malintrat et va se mêler au ruisseau des Guelles pour atteindre Lussat et se jeter dans le Bédat, entre Lussat et Chappes.

Le ruisseau des Guelles ne serait, semble-t-il, d'après les indications de ces cartes, qu'un très long bras de la Tiretaine nord qui, du moulin de Cataroux, se dirige vers le nord-est, passe au-dessous de la route de Riom, à la

Ganthière, à environ 200 mètres de la sortie de Montferrand, serpente dans la plaine et rencontre le chemin de Gerzat à Aulnat, à peu près à égale distance de ces deux localités, pour aller toucher tangentiellement Malintrat au nord et rejoindre enfin la branche mère.

D'après la carte du Service hydraulique, le ruisseau des Guelles serait plutôt le vrai cours de la Tiretaine-Nord, qui, au moulin de Cataroux, envoie seulement une dérivation vers Montferrand.

Après sa naissance, *la branche sud* de la Tiretaine s'écarte de la branche nord, à angle aigu, pour se rapprocher de l'ancienne route de Clermont à Royat, passer à Mont-Joli et suivre le chemin de l'ancienne poudrière. Arrivée à la hauteur de l'abreuvoir aux chevaux, à l'extrémité de la rue Morel-Ladeuil, cette branche s'incline vers la rue Blatin dont elle longe le côté sud, puis se réfléchit à angle droit pour côtoyer les maisons du côté ouest de la place de Jaude. Elle arrive, par la rue Ramon et le boulevard Pasteur, à la scierie Morand-Cohade d'où elle se porte, à travers les jardins et les terrains maraîchers, vers le milieu de la rue de Rabanesse, à la rue d'Aubière, au pont de Naud, à la Pradelle et à Herbet. Sa course se continue alors vers Aulnat, mais aux Grandes Gravanches, elle mélange ses eaux à celles de l'Artières, venue d'Aubière, de Beaumont, de Ceyrat et de l'audelà en suivant, à partir d'Aubière, le côté est du Puy Crouelle et le versant ouest du Puy de la Poix et du Puy de la Sault. L'Artières franchit la route de Pont-du-Château au niveau du domaine de la Ronzière. Après sa réunion avec la branche sud de la Tiretaine, elle passe à l'usine de Bourdon qu'elle dessert, à travers le village d'Aulnat et se rend aux Martres-d'Artières après avoir reçu, à mi-chemin entre Aulnat et Pont-du-Château, la grande rase de Sarliêves, qui suit le côté droit de la route de Pont-du-Château, sur un parcours de 2 kilomètres environ, depuis le chemin de Beaulieu jusqu'au delà de Pontort.

Chacune de ces deux branches de la Tiretaine, particulièrement la branche nord, se dédouble sur de longues portions de leur parcours. C'est ainsi que, de Chamalières au cimetière de Clermont, la branche nord est presque constamment double par suite des dérivations faites autrefois pour l'alimentation de moulins ou d'usines, et qu'elle donne le long bras que l'on a dénommé le ruisseau de Guelles.

Toutes deux émettent, en maints endroits, des canaux et rigoles qui servent à l'irrigation des jardins et des territoires qu'elles traversent. Ces canaux sont particulièrement nombreux, au nord, du côté des Bughes, dans le territoire entre les deux villes, au niveau du groupe des Habitations à bon marché Michelin de l'avenue de la République et de la Rodade et dans la région du Moulin de Cataroux. Au sud, nous les trouvons plus particulièrement du côté des Roches et des Salins, à Rabanesse, près du pont de Naud, à la Pradelle et dans la partie sud-ouest du territoire de Montferrand.

Les deux branches, d'autre part, ne sont pas absolument distinctes l'une de l'autre et s'anastomosent sur certains points.

Un bras, émané de la branche sud presque à la bifurcation même, « le Partidou de Saint-Victor », communique avec la branche nord à l'entrée de Chamalières, un peu au-dessous de l'usine Torrilhon.

Derrière l'abattoir, au niveau de la rue de Chanteranne, part un ruisselet, dit « des Récollets », qui vient rejoindre près de la ligne du chemin de fer, sur le territoire de Montferrand, à la bifurcation de la ligne de Paris et de celle de Thiers, un autre ruisselet né dans la tranchée du chemin de fer de Nîmes, entre le Pont de Naud et la Pradelle, « le ruisseau de la Gare ». Celui-ci longe en contre-bas l'avenue des Paulines, traverse la ligne du chemin de fer au delà du Parc aux fourrages, rue d'Estaing, et pénètre en zigzaguant dans les terrains actuellement occupés par les annexes de l'usine Michelin pour aller en direction des Gravanches.

Reste à décrire la disposition spéciale et importante que présente la Tiretaine dans son parcours au travers et autour de l'agglomération de Montferrand.

Du moulin de Cataroux, la Tiretaine suit, en bordure des nouvelles usines Michelin, le chemin qui mène à la Rodade, s'en écarte peu à peu pour aller contourner Montferrand, au nord, et, après la traversée nord du chemin des Fossés de la Rodade, en contre-bas d'un lavoir, se bifurque. La branche intérieure passe rue du Puits-Martel, au fond des impasses de la rue du Temple, derrière l'ancien Séminaire, et aboutit au moulin de Cache-Olagne. La branche extérieure, qui n'est, du reste, qu'une rigole d'irrigation, fait le circuit par le chemin des Fossés sous la Rodade, des Fossés sous le Séminaire et vient rejoindre la première à Cache-Olagne. Un autre bras, né à Chanteranne, à peu près au même niveau que celui des Récollets, gagne directement Montferrand sous le nom de ruisseau de la Gravière, passe sous les maisons derrière la rue Debay-Facy et vient rejoindre lui aussi le moulin de Cache-Olagne par la place de la Fontaine. C'est une partie de son cours que nous apercevons, à l'arrivée à Montferrand, sur la place, près de l'arrêt du tramway. Le ruisseau de la Gravière émet enfin une autre branche qui, elle, après avoir aussi passé sous les maisons, se dirige sous la place vers le sud, longe la partie postérieure des maisons qui forment le quartier des Chandiots, traverse la rue des Chandiots et remonte au nord, vers Cache-Olagne, où elle croise les autres branches, mais à un niveau différent. Un ruisselet émané de cette dernière branche la fait communiquer avec les rigoles qui se dirigent vers les Gravanches et la Tiretaine-Sud.

On comprendra maintenant, étant connue cette distribution de la Tiretaine sur le territoire de Royat, de Chamalières, de Clermont et de Montferrand, que toutes les branches en puissent être aussi souillées et que pas une n'échappe à la pollution profonde qui a été signalée.

LES CAUSES DE POLLUTION

A **Royat**, maisons particulières, hôtels, établissements industriels se servent de la Tiretaine, qui reçoit eaux ménagères, eaux-vannes, eaux résiduaires, comme d'un collecteur où se déversent toutes les matières usées; depuis son entrée dans le village jusqu'à sa sortie de la station, au-dessus du viaduc du chemin de fer où une bouche d'égouts vient aggraver la souillure. Cet égout entraîne, avec les eaux des rues, celles d'un certain nombre d'hôtels, particulièrement du Royat-Palace. A Royat, encore, au niveau et en aval de l'Etablissement thermal, le trop plein des sources et les eaux minérales usées, si nous pouvons nous servir de cette expression, vont aussi à la Tiretaine. Une blanchisserie y avait précédemment rejeté ses eaux savonneuses et contenant une certaine proportion de carbonate de soude. En un mot, toutes les eaux usées de l'agglomération aboutissent au ruisseau.

De Royat à Chamalières, c'est encore la pollution par les quelques propriétés privées et les établissements riverains, puis la branche nord pénètre à *l'usine Geille* où elle se grossira de l'affluent des fosses septiques. En septembre 1920, 280 ouvriers travaillaient dans cette usine.

A la Manufacture de caoutchouc Torrilhon, nous avons vu par le rapport de M. l'Inspecteur du Travail les manipulations auxquelles donnaient lieu le lavage des gommes et la récupération des vieux caoutchoucs. « L'eau rejetée est brune et entraîne des substances terreuses et des débris végétaux. »

La récupération des vieux caoutchoucs exige un trempage prolongé dans de l'eau additionnée d'acide sulfurique. La proportion employée à l'usine Torrilhon est de 6 %. Le contenu de 2 cuves d'un mètre cube chacune est envoyé au ruisseau deux fois par semaine. La neutralisation de cette eau acidulée est vite obtenue par la présence dans le ruisseau des eaux minérales de Royat.

L'usine rejette encore à la Tiretaine toutes ses eaux de nettoyage et le produit de ses w. c. Les urines et les matières fécales sont diluées dans une très forte proportion d'eau qui coule d'une façon continue. Cette eau, pompée dans une dérivation de la Tiretaine, fournit la quantité considérable de 100 litres à la seconde. Il n'en est pas moins vrai que le ruisseau reçoit chaque jour les déjections d'un millier d'ouvriers.

A travers Chamalières, la Tiretaine, accrue des eaux du ruisseau de Font-Mort, sert de déversoir à des blanchisseries, à des lavoirs, à des cabinets de maisons particulières. C'est le collecteur final de toutes les eaux usées de la localité et son lit est encombré de toutes sortes de détritus. Au niveau d'une teinturerie, située au-dessous du domaine de Beaulieu, l'eau, au moment de notre visite, était noire et stagnante dans un petit bras dont le contenu se renouvelait difficilement. La coloration était due à un bain de 200 litres environ de couleur d'aniline envoyé au ruisseau. Cette opération se renouvelle chaque semaine.

A l'usine Bergougnan, comme à l'usine Torrilhon, comme plus loin à l'usine Michelin, nous retrouvons l'apport au ruisseau de liquides de lavage avec des quantités considérables de matières siliceuses et organiques et une petite quantité d'acide sulfurique. Quatre cuves de 2 mètres cubes chacune d'eau sulfurique sont ici évacuées chaque semaine.

Le produit de tous les cabinets d'aisances se collecte, avec les eaux résiduaires, dans un canal central qui aboutit à un canal ancien, recouvert, longeant la rue Fontgiève et qui reçoit les eaux et matières usées de l'Ecole normale d'institutrices et de l'Etablissement de Saint-Gabriel. Il s'agit là d'une population globale de plus de 4.000 personnes.

Plus loin, l'usine Olier fournit à son tour à la Tiretaine toutes ses eaux sales et le contenu de ses w. c.

C'est ensuite **derrière l'Ecole communale de Fontgiève,** près du pont de la rue des Hospices, entre deux lavoirs qui y rejettent leurs eaux sales, le débouché de **deux égouts,** l'un venant du passage de l'Espérance reliant la rue Fontgiève à la rue des Vieillards, l'autre de **l'Hôpital général** dont il évacue les eaux et matières usées au ruisseau.

Puis c'est avec toutes les maisons bordant les deux rives, la manufacture de câbles métalliques **Delsaux et Robert,** rue de la Garde, la **Teinturerie Bouchet,** rue du Pont-Naturel, la **Tannerie Gouyon,** rue du Belloy. M. Tourette nous a fait voir que celle-ci envoyait au ruisseau le bain de chaux dans lequel on fait tremper les peaux pour l'épilage, les bains de tannage usés et toutes les matières organiques provenant des préparations subies par les peaux.

A l'usine Michelin, eaux résiduaires, eaux de nettoyage, matières excrémentitielles, tout va à la Tiretaine qui reçoit ainsi les déjections de plus de 6.000 à 7.000 ouvriers.

La contamination de l'eau par des substances chimiques n'a pu être constatée. M. Tourette a signalé cependant le rejet du liquide résiduaire légèrement acide de la préparation du sulfure rouge d'antimoine et a ainsi expliqué la coloration rouge remarquée par certains riverains. Cette acidité, comme celle de l'eau de trempage des vieilles toiles caoutchoutées, serait neutralisée par la réaction alcaline que, d'après M. Tourette, présentent toujours les eaux de la Tiretaine. Nous verrons que les analyses des échantillons prélevés en notre présence ont donné une réaction neutre. L'alcalinité ne serait donc pas permanente. Ce qui est certain, c'est que l'acidité disparaît rapidement et qu'elle n'est certainement pas en cause dans les méfaits dénoncés au Conseil général par M. Bellet, au nom des habitants d'Aulnat et de Malintrat.

L'Abattoir est une des causes de souillure les plus profondes et les plus puissantes de la branche nord de la Tiretaine par la nature des liquides et matières rejetés dans le cours d'eau ; l'examen chimique en fera foi.

Nous voici maintenant **à Montferrand** avec un ruisseau qui a continué à se charger en route de tout ce que les riverains ont bien voulu y déverser et qui, en entrant dans l'agglomération, rencontre un lavoir. Ici, la Tiretaine continue son rôle de latrine publique ; en maints endroits, des cabinets sont installés au-dessus de son cours, particulièrement place de la Fontaine et dans une impasse de la rue du Temple. Elle est l'aboutissant des fameuses **ruelles stercoraires,** qui traversent la ville dans toute sa longueur pour aller du sommet dans les deux bras qui passent au nord et au sud. Ces ruelles, restes du moyen âge comme les intéressantes maisons dont elles longent la face postérieure, forment à coup sûr une des curiosités les plus typiques de la petite cité montferrandaise.

Les maisons, au lieu d'être accolées par leurs façades postérieures, laissent entre elles un espace, une ruelle étroite, mais assez large cependant pour que, des deux côtés, les cabinets d'aisances en saillie permettent l'écoulement direct sur le sol de la ruelle des urines et matières excrémentitielles, ainsi que de toutes les eaux sales. C'est la fosse d'aisances à ciel ouvert. C'est là que seront jetés encore les résidus domestiques et les objets dont on veut se débarrasser. On peut apercevoir l'une de ces ruelles dans une grande partie de sa longueur, rue Saint-Antoine, où elle est fermée à son extrémité inférieure par une porte en bois. On en peut contempler une autre par une fenêtre pratiquée dans le mur de fond de la maison dite de l'Eléphant.

Autrefois, la ruelle était lavée tous les huit ou quinze jours. Le nettoyage ne se fait plus maintenant qu'une ou deux fois par an. C'est, dans toute son horreur, la sentine dont parlait, en 1877, M. Gonod, à propos du ruisseau des Tanneurs. Les liquides vont au ruisseau. Le surplus s'accumule et forme un amas innommable et qu'on ne s'attendrait pas à rencontrer, à notre époque, à proximité d'une grande ville.

Du côté de la branche sud de la Tiretaine, on trouve, **à Chamalières, l'usine Plasson et Baudry,** dont les fabrications ne peuvent être nuisibles que par le chlorure de chaux rejeté. La constatation n'a pu en être faite. La branche sud n'a, du reste, pas été incriminée dans ces derniers temps.

A Clermont, les anciennes tanneries ont disparu, le cours du ruisseau a été amélioré, mais les maisons riveraines, malgré toutes les interdictions, y déversent, soit directement, soit indirectement et clandestinement, leurs eaux et matières usées.

Rue des Salles, au fond de la place de Jaude, au niveau de la maison Torrent, vient aboutir un égout qui part de la rue Saint-Genès et passe à la Préfecture dont il draine les eaux pluviales et ménagères ainsi que les eaux-vannes, en l'absence de fosses d'aisances étanches.

Voici comment M. Nivet, dans son Rapport sur « l'Engrais humain, les égouts et les fosses d'aisances », décrivait cet égout, en 1881 :

« Les eaux pluviales et ménagères de l'impasse Saint-Genès, reçues dans un conduit vertical logé dans l'une des piles d'un petit pont, arrivent dans l'égout qui a été creusé dans la cour des cuisines. Cet égout reçoit les eaux de la cour, des écuries et les vidanges d'un cabinet d'aisances. Il chemine ensuite sous les dalles d'un passage et dans la cour de la Préfecture où il reçoit, devant la salle du Conseil général, des eaux pluviales que lui apporte une cuvette grillée.

» Il marche ensuite le long du bâtiment des bureaux qu'il contourne pour gagner la grande porte qui donne sur la place Sugny. Au delà de cette porte, il longe le trottoir et descend jusqu'à la bouche grillée qui est au bas de cette place.

» Près de l'angle nord-ouest du bâtiment des bureaux, l'égout dont nous nous occupons est rejoint par un petit conduit qui déverse dans sa cavité les eaux du bassin du jardin.

» A côté de ce conduit, vient aboutir un canal important qui traverse obliquement la cour pour gagner la loge du concierge, en face de laquelle il se bifurque. L'une des bifurcations pénètre dans la chambre la plus rapprochée du portail ; elle reçoit les eaux de la maison du télégraphe et de l'impasse de la rue Saint-Esprit ; l'autre passe sous le plancher de la seconde chambre, pour recueillir les eaux pluviales et ménagères de la maison Tixier, qui est au fond d'une impasse s'ouvrant dans la rue Saint-Genès (1). »

---

(1) Les travaux de la nouvelle Préfecture comportent une station d'épuration (fosse septique et fosse de désodorisation) conçue d'après les méthodes les plus modernes.

La situation actuelle est, à peu de choses près, celle d'il y a trente ans. Les odeurs qui, si souvent, se dégagent dans la loge du concierge en sont la meilleure preuve.

Au niveau de la scierie Morand-Cohade, le ruisseau sud reçoit ce qu'à cette époque on appelait le **canal stercoraire de l'Hôtel-Dieu** et qui y amène toutes les eaux et matières usées de notre établissement hospitalier, lesquelles servent ainsi à l'irrigation des terrains maraîchers. C'est là que vient aussi déboucher l'égout du boulevard Gergovia.

Entre ce point et l'arrivée à Herbet, il est facile de discerner toutes les causes de souillure dûes aux habitations privées, aux lavoirs et aux établissements industriels situés sur le trajet.

A Herbet, se trouve le collecteur principal des égouts sud de la ville venus de la gare, de l'avenue de Lyon et de la route de Pont-du-Château.

En somme, la Tiretaine, par ses deux branches, reçoit tous les égouts de la ville de Clermont, la portion la plus importante de ces égouts allant à la branche sud. Toutefois, les égouts reçoivent surtout les eaux pluviales et ménagères, la présence, dans la plupart des maisons, de fosses d'aisances restreignant l'apport des matières excrémentitielles, sans toutefois les supprimer. Nous en retrouvons encore une forte proportion.

Il serait certainement surprenant qu'un ruisseau qui sert de collecteur général à trois petites agglomérations d'une population globale d'une douzaine de mille habitants, dans lequel se déversent toutes les eaux usées, toutes les eaux-vannes, toutes les eaux résiduaires de multiples usines où travaillent environ 12 à 15.000 ouvriers, qui dessert, en outre, un très grand nombre d'habitations privées et d'établissements publics, lesquels y rejettent toutes leurs eaux sales et leurs matières excrémentitielles, en dépit de tous les règlements, ne fût pas le cloaque si souvent dénoncé.

L'aspect du ruisseau, dont la transparence de l'eau diminue à partir de Chamalières, dont la coloration se fonce au fur et à mesure que son parcours s'allonge, qui, à partir de l'usine Michelin et particulièrement au delà de Montferrand, charrie une boue noirâtre, fétide, dont les nombreuses bulles crevant à la surface dénotent l'intense fermentation putride, dont l'odeur devient de plus en plus repoussante au fur et à mesure que s'accroît cette fermentation, est véritablement navrant. A Aulnat, c'est un liquide bourbeux et nauséabond. A Malintrat, nous avons trouvé, après quelques semaines de sécheresse, mais alors que les pluies commençaient à revenir, un fossé couvert d'un limon verdâtre et épais au milieu duquel coulait un filet d'eau noirâtre et infecte.

On comprend aisément qu'un tel liquide ne puisse être utilisé pour un usage quel qu'il soit et ne puisse même pas servir à l'utilisation agricole.

RESULTATS ET INTERPRETATION DES ANALYSES

Les analyses chimiques qui ont été faites nous ont permis de nous rendre compte du degré et, jusqu'à un certain point, du caractère de la souillure. Nous avons pu vérifier l'hypothèse, faite, *a priori*, de la pollution croissante avec le parcours et atteignant son maximum à Montferrand. Nous avons réuni ces analyses dans un tableau comparatif des plus instructifs. Nous avons mis en face l'analyse d'une eau d'égout prélevée à Clermont. Nous avons eu enfin la curiosité de les rapprocher d'anciennes analyses faites à Clermont en 1909 et de l'eau du ruisseau d'Aulnat, exécutées en 1877.

Pour la bonne intelligence de ces analyses, rappelons brièvement la signification et la valeur des divers éléments.

Toutes les quantités sont évaluées par litre de liquide examiné.

Le *résidu resté sur le filtre* montre la proportion des matières en suspension (particules animales ou végétales, substances colloïdales, minérales, etc.).

Le *degré hydrotimétrique* indique la variation des sels terreux et magnésiens dans l'eau filtrée.

L'*extrait sec* est le résidu, après évaporation et calcination : 1° à 110° (résidu total) ; 2° au rouge sombre (résidu duquel ont disparu, par volatilisation, les matières organiques et l'acide carbonique des carbonates).

Les *chlorures* peuvent provenir de résidus industriels. Ils sont, le plus généralement, l'indice d'une souillure par des déjections animales (purin, urines, produits de fosses d'aisances).

Les *nitrates* révèlent une contamination antérieure, une imprégnation par des matières organiques, lesquelles sont transformées en nitrates par le phénomène d'épuration naturelle, de *nitrification*. La quantité des nitrates juge le pouvoir d'auto-épuration, à moins que ce sel ne vienne lui-même d'eaux résiduaires industrielles.

L'*azote ammoniacal*, l'*azote albuminoïde* marquent la présence de matières excrémentitielles et d'une fermentation putride plus ou moins active.

Les *matières organiques*, même en grande quantité, n'auraient qu'une médiocre signification, si elles étaient isolées. Accompagnées de chlorures et d'ammoniaque, elles prennent toute leur valeur et prouvent la contamination d'origine animale et fécale.

La teneur en matières organiques est accusée par la quantité d'oxygène empruntée au permanganate de potasse, soit en milieu acide, soit en milieu alcalin.

Dans le premier cas, il s'agit de matières d'origine animale, de matières excrémentitielles ; dans le second cas, de matières d'origine végétale. (Bonjean et Pouchet.)

La chaux, la magnésie, les sulfates, etc., n'ont qu'un intérêt secondaire et notent une imprégnation par des substances minérales dont cependant il est parfois utile de connaître l'importance.

En résumé, la souillure de l'eau est surtout révélée par le résidu après filtration, indice de la proportion des matières en suspension dont il s'agit dès lors de déterminer la nature et par la teneur en chlorures, nitrates, azote nitrique ou ammoniacal, azote albuminoïde et matières organiques, indice de la pollution et de son degré.

Ceci dit, examinons les résultats des analyses.

La Tiretaine, **au-dessus de Royat**, roule des eaux d'une limpidité parfaite, sans odeur, d'une saveur très agréable. L'extrait sec à 110° oscille entre 115 et 118 milligrammes ; le degré hydrotimétrique total est de 4 à 5° ; la proportion des chlorures et des nitrates est minime (0 gr. 004 pour les premiers et 0 gr. 006 pour les autres) ; l'oxygène emprunté au permanganate au milieu acide n'accuse que 1 à 3 dixièmes de milligrammes de matières organiques. L'examen bactériologique ne révèle qu'un nombre limité de colonies variant suivant les circonstances de 50 à 200 ou 300. Les analyses chimiques anciennes de M. Finot coïncident avec celles plus récentes du Laboratoire municipal. C'est, en somme, une eau potable, susceptible, à coup sûr, de contamination, mais souvent très pure.

Transportons-nous maintenant **à l'entrée de l'usine Geille**, alors que la Tiretaine a traversé Royat. Le 30 septembre 1920, l'eau apparaît assez claire en petite quantité, légèrement louche en grande masse. L'extrait sec à 110° est de 0 gr. 649. La proportion des chlorures a passé à 41, celle des nitrates à 19. L'oxygène emprunté au permanganate décèle 1 milligramme de matières organiques. On ne constate toutefois pas encore d'azote ammoniacal. Il semble, par sa coloration, par son aspect, par la proportion des nitrates observée, que, dans le parcours entre Royat et l'usine, l'eau, exposée à l'air et au soleil, ait pu subir une certaine décantation et une certaine épuration. Le coefficient d'augmentation des matières organiques est pourtant de 10. Mais on trouve l'eau moins sale qu'on se l'imaginerait. Il en serait tout différemment peut-être de juin jusqu'à la fin d'août.

La Tiretaine a maintenant traversé l'usine Torrilhon, Chamalières, l'usine Bergougnan, la voici **au pont des Bughes** et nous sommes au 12 avril 1921.

L'eau est fortement troublée et grisâtre. L'extrait sec à 110° a un peu diminué (592 milligrammes seulement) ; la quantité des chlorures a doublé (80 milligrammes). Les nitrates sont en décroissance (11 milligrammes). Sans doute le pouvoir d'épuration naturelle de l'eau qui a, d'ailleurs, passé souterrainement en mains endroits et qui a traversé de longs canaux, a diminué au fur et à mesure que la surcharge organique s'est produite. Le coefficient d'accroissement est ici de 13. Enfin, un peu d'azote ammoniacal apparaît (4 milligrammes), affirmant la pollution excrémentitielle récente. La réaction au tournesol est neutre.

Au sortir de l'usine Michelin, l'eau, de plus en plus sale, est toujours neutre. Elle commence à dégager une légère odeur. L'extrait sec a augmenté et est de 711. Il y a 91 milligrammes de chlorures, 15 milligr. 5 de matières organiques. La proportion des nitrates va toujours décroissant (9 milligrammes), montrant la diminution des bactéries aérobies et de leur pouvoir de réduction. Mais l'abondance des matières excrémentitielles rejetées au ruisseau se traduit par une teneur en azote ammoniacal de 16 milligrammes, la plus forte qui ait été trouvée dans les échantillons analysés.

Au droit des nouvelles usines de Cataroux, après l'abattoir, ce ne sont plus les matières excrémentitielles, mais les déchets animaux, les matières albuminoïdes, qui dominent. L'eau est de plus en plus boueuse et noirâtre. Les échantillons prélevés ont une odeur d'œuf pourri ; l'extrait sec s'élève à 838 ; les chlorures montent à 94, on trouve ici 136 milligrammes de sulfates. Il est vrai qu'on construit à côté et que des éléments calcaires (plâtre, etc.) ont pu passer dans le ruisseau. Mais la proportion des matières organiques est de 22 milligrammes ; celle des nitrates est ici encore de 9 milligrammes. L'azote ammoniacal n'est plus que de 9 milligrammes aussi. Nous ne sommes plus en présence de w. c. directement situés sur le ruisseau. La présence des matières albuminoïdes venues de l'abattoir est manifestée par la surcharge organique accusée par l'oxygène emprunté au permanganate acide et surtout par la différence entre l'extrait sec à 110° et l'extrait au rouge sombre. Tandis que dans les autres échantillons nous trouvons une différence de 130 à 170 milligrammes, ici cette différence est de 254. Le coefficient des matières organiques dissoutes est de 22, soit 6,5 de plus qu'à la sortie de l'usine Michelin.

A Montferrand, rue du Temple, l'eau est plus que partout ailleurs noire et boueuse, elle a aussi une odeur sulfureuse. L'extrait sec a un peu diminué (752 milligrammes au lieu de 838) ; la proportion des chlorures est la même ; les nitrates sont en même quantité, mais la surcharge organique a encore fait des progrès et nous arrivons à 28 milligrammes. L'azote ammoniacal n'est plus que de 7 milligrammes, malgré une souillure excrémentitielle certaine, mais incontestablement moindre et surtout moins directe et moins concentrée qu'à l'usine Michelin.

Pour les quatre derniers échantillons, le résidu resté sur le filtre est respectivement de 77 milligrammes au pont des Bughes, de 190 à la sortie de l'usine Michelin, de 115 à Cataroux et de 130 à Montferrand. On sait qu'à l'usine Michelin, les eaux de la Tiretaine subissent une décantation, à l'entrée, et un traitement par le sulfate d'alumine pour obtenir un liquide susceptible d'alimenter les chaudières. Mais les boues sont ensuite rejetées au ruisseau. De là, sans doute, cet important résidu resté sur le filtre et aussi une proportion de fer et d'alumine presque double de celle des autres échantillons. Ailleurs il s'agit, évidemment, des débris végétaux ou animaux, des matières colloïdales rejetées au ruisseau par les autres usines de caoutchouc, les tanneries, les teintureries, l'abattoir, etc. Peut-être s'y mêle-t-il quelques matières minérales insolubles, mais celles-ci se déposent plutôt dans le lit du ruisseau, en raison de leur densité.

Les prélèvements effectués à Aulnat et à Malintrat l'ont été en 1920, au mois de juillet. La comparaison ne saurait être établie rigoureusement, le puisage ayant été fait dans des conditions et à des époques différentes. Il faudrait, en effet, pour que les résultats des analyses fussent véritablement concluants et mathématiques, en quelque sorte, que le prélèvement pût être fait dans des conditions telles que la même molécule d'eau partie de Royat pût être observée à Malintrat, ce qui est évidemment impossible. Nous pouvons cependant nous rendre compte de la souillure de l'eau que reçoivent Aulnat et Malintrat par les chiffres suivants :

Au barrage de la Tiretaine, en aval de Montferrand, l'eau, laiteuse, dégageant une odeur d'eau croupie, présentait 718 milligrammes d'extrait sec, 75 milligrammes de chlorures et 6 milligrammes de nitrates. Les matières organiques n'ont pas été dosées ; on avait surtout recherché la présence de matières minérales et de métalloïdes pouvant nuire à la végétation et aux animaux. Mais la teneur de l'extrait et celle des chlorures ne laissent pas de doutes sur la forte imprégnation en matières organiques.

A l'écluse de Bourdon, l'extrait sec était un peu plus élevé, atteignant 748, en même proportion que l'eau de Montferrand. Les chlorures y étaient plus abondants (105 milligrammes), les nitrates en plus faible proportion (6 milligrammes).

A Malintrat, on a cru devoir prélever des échantillons dans deux ruisseaux passant au nord, celui de Guelles, dont nous avons fait un bras de la Tiretaine, venant de Cataroux, et celui de la Chaux, venant de Cébazat, Blanzat, Sayat et communiquant, du reste, avec le ruisseau de Guelles. Ces deux ruisseaux se sont montrés aussi très fortement souillés. Le même aspect laiteux, la même odeur d'eau croupie s'y retrouvent ; l'extrait sec y est en quantité à peu près identique (762 milligrammes et 760) et supérieure à celle des échantillons prélevés, cette année, à Montferrand. Les chlorures y sont aussi en proportion élevée (75 milligrammes), un peu moins qu'à Montferrand, cependant. La proportion des nitrates tombe à 6 milligrammes. Ici, pas d'azote ammoniacal.

En résumé, l'analyse des eaux de la Tiretaine nord a démontré une souillure profonde presque exclusivement par des matières organiques et des matières excrémentitielles. On n'a pas retrouvé trace de substances chimiques, provenant d'eaux résiduaires industrielles, susceptibles de nuire à la végétation ou aux animaux. Peut-être, durant la guerre, au moment où toutes les usines étaient occupées à des fabrications spéciales et où, aux Gravanches, la préparation des explosifs se faisait en grand, la Tiretaine a-t-elle reçu des liquides acides et des matières minérales toxiques. Depuis, toutes les analyses ont donné une réaction neutre.

Comparée à une eau d'égouts prélevée à Clermont, l'eau

de la Tiretaine, à Montferrand, se montre beaucoup plus souillée. L'échantillon d'eau d'égouts analysé avait donné 759 milligrammes d'extrait sec, 71 milligrammes de chlorures, 19 milligrammes de nitrates et 15 milligrammes de matières organiques au lieu de 28, près de moitié moins.

Des analyses effectuées en 1909 avaient déjà donné les résultats ci-après :

A la sortie de l'usine Michelin. — Chlorures, 88 milligrammes ; matières organiques, 22 milligrammes.

Immédiatement après l'Abattoir. — Chlorures, 319 milligrammes (1) ; matières organiques, 26 milligrammes.

A Cataroux. — Chlorures, 82 milligrammes ; matières organiques, 23 milligr. 3.

Au milieu de germes innombrables, toutes présentaient le coli-bacille en quantité considérable. La chose était évidente par elle-même et n'avait pas besoin d'être recherchée. Il en est certainement de même aujourd'hui.

Enfin, il est intéressant de montrer que, dès 1877, la souillure du ruisseau d'Aulnat atteignait un degré véritablement extraordinaire puisqu'avant l'entrée à l'usine, M. Finot avait pu doser 32 milligrammes de matières organiques et 132 milligrammes à la sortie. A voir le contenu du ruisseau d'aujourd'hui, on se demande ce qu'il devait être alors.

A Clermont, le ruisseau des Tanneurs n'atteignait pas moins de 112 milligrammes de matières organiques. Faut-il en conclure que nous avons fait des progrès ?

---

(1) Sans doute une certaine quantité de chlore avait-elle été employée comme désinfectant et rejetée au ruisseau.

CONCLUSIONS

De l'enquête à laquelle il a été procédé, il résulte que la Tiretaine est devenue **le collecteur à peu près général** d'une population de près de **100.000 habitants,** entre Royat et Malintrat ; de là sa situation actuelle et son extrême pollution.

L'analyse des eaux de certains ruisseaux venus d'agglomérations voisines a prouvé que la souillure ici n'était pas beaucoup moindre.

C'est donc tout le problème de **l'assainissement des agglomérations urbaines et rurales,** toute la question du déversement des eaux usées et résiduaires dans les cours d'eau qui se pose avec une acuité spéciale pour notre ville et les communes suburbaines.

Un projet de loi actuellement à l'étude doit appeler l'attention du Parlement sur cette grave et urgente question. Un précédent projet, qui avait été déposé sur le bureau de la Chambre le 24 décembre 1910, a nécessité des remaniements après promulgation de la loi de 1917 sur les établissements classés. Il faudra du temps pour qu'elle soit votée. Que faire, en attendant, dans le cas spécial ?

Certaines des communes environnantes ne reverront dans leurs cours d'eau un liquide utilisable que le jour où Clermont, d'accord avec Royat et Chamalières, aura construit son réseau complet d'égouts et où, à la sortie, l'effluent épuré convenablement par tel procédé que permettront les conditions locales, n'enverra au ruisseau ou à la rivière qu'un liquide limpide, inodore, non fermentescible. Il n'y a pas d'autre remède. Tout ce qui sera fait en dehors ne sera qu'un palliatif incertain, le plus souvent inefficace.

L'intérêt du chef-lieu, solidaire de celui des localités voisines, est que ce grand travail d'assainissement s'effectue le plus rapidement possible ; il y va de sa salubrité toujours susceptible d'être compromise par la situation actuelle de ses égouts et des territoires qu'en irrigue l'effluent.

Pour obtenir, d'ici là, une amélioration des ruisseaux de Montferrand, Aulnat, Malintrat, il faudrait arriver à supprimer ou, tout au moins, à restreindre le déversement au cours d'eau des matières fécales et des eaux industrielles, chargées de débris végétaux et animaux. C'est, dès lors, **l'application stricte des prescriptions du Règlement sanitaire ; c'est celle des arrêtés préfectoraux de 1906 et suivants. C'est une question de police.**

Il appartiendra toutefois aux communes intéressées de respecter, elles aussi, ces règlements et arrêtés et de ne pas persister à faire du ruisseau un égout à leur usage, lorsque l'assainissement en amont en aura pu être réalisé plus ou moins complètement.

L'arrivée à Clermont, à brève échéance, d'une quantité d'eau assez considérable apportera une atténuation à la situation, jusqu'au jour, nous voulons l'espérer prochain, où le remède intégral sera appliqué.

L'insuffisance de l'eau distribuée aux habitants et aux usines, l'obligation des arrêts fréquents de la distribution ont, en effet, grandement contribué à aggraver la souillure du ruisseau où les matières en suspension ont été portées à leur maximum de concentration, où celles dissoutes ont atteint un taux considérable. Le rejet au ruisseau d'une quantité supplémentaire de 300 litres d'eau à la seconde amènera rapidement une amélioration sensible par la dilution de cette boue nauséeuse. Mais ce ne sera là qu'une diminution et il faut une radicale suppression de l'insalubrité et des graves inconvénients constatés.

Nous croyons savoir qu'à la Mairie de Clermont on y pense et on y travaille activement. Nous croyons savoir et pouvoir affirmer aussi que le problème technique et financier, très ardu sans doute, est peut-être moins difficile à résoudre qu'on ne se l'imagine à première vue.

Dr GAUTREZ.

27 avril 1920.

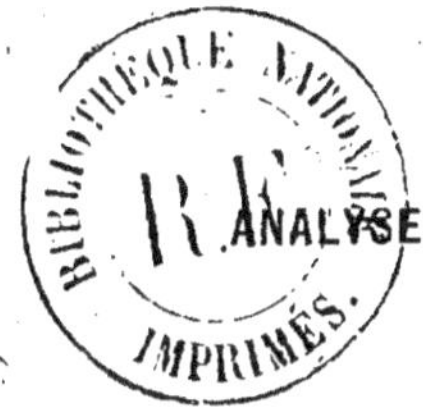

ANALYSE D'UNE EAU D'ÉGOUT DE CLERMONT

(20 Juin 1920)

	Gr.
Extrait sec	0.759
Extrait au rouge	0.531
Silice	0.082
Fer et Alumine	0.020
Chaux	0.152
Magnésie	0.051
Chlore	0.071
Sulfates	0.012
Nitrates	0.019
Nitrites	Néant
Azote ammoniacal	0.002
Matières grasses	0.116
Matières organiques (en milieu acide)	0.015
Matières organiques (en milieu alcalin)	0.009

EAUX D'AULNAT ET DE MALINTRAT

Prélevées le 10 Juillet 1920

	Ecluse BOURDON	Barrage TIRETAINE	Ruisseau de GUELLES	Ruisseau de la CHAUX
Aspect	Laiteuse	Laiteuse	Laiteuse	Laiteuse
Odeur	Eau croupie	Eau croupie	Eau croupie	Eau croupie
Réaction au tournesol	Neutre	Neutre	Neutre	Neutre
Température	18°	18°	16°	17°
Degré hydrotimétrique	24°	23°	25°	25°
Extrait sec à 110°	0.718	0.718	0.762	0.760
Extrait au rouge	0.588	0.566	0.631	0.627
Silice	0.063	0.062	0.064	0.068
Arsenic	Néant	Néant	Néant	Néant
Cuivre	—	—	—	—
Mercure	—	—	—	—
Plomb	—	—	—	—
Fer et Alumine	Trace	Trace	Trace	Trace
Chaux	0.103	0.101	0.106	0.105
Magnésie	0.046	0.044	0.051	0.049
Chlorure (en Cl)	0.105	0.075	0.075	0.075
Sulfate (en SO^4H^2)	0.081	0.084	0.097	0.097
Carbonates (en CO^2)	0.178	0.176	0.184	0.184
Cyanures	Néant	Néant	Néant	Néant
Nitrates	0.006	0.006	0.006	0.006
Nitrites	0	0	0	0
Azote ammoniacal	Trace	Trace	Trace	Trace

EAUX DE LA TIRETAINE

Prélevées le 12 Avril 1921

	30 Septembre 1920 — Chamalières Usine Geille	Pont des Bughes	Sortie Usine Michelin	Usine de la Cataroux, au droit des Cheminées	Montferrand Branche de la rue du Temple
Aspect	Légèrement louche	Louche	Trouble	Trouble	Trouble
Odeur	Inodore	Nulle	Peu prononcée	De sulfures	De sulfures
Réaction au tournesol	—	Neutre	Neutre	Neutre	Neutre
Degré hydrotimétrique	8°, 5	32°	36°	37°	36°
Résidus restés sur le filtre	—	0.077	0.190	0.115	0.130
Extrait sec à 110°	0.649	0.592	0.711	0.838	0.752
Extrait sec au rouge	0.568	0.464	0.542	0.584	0.580
Différence	0.181	0.128	0.169	0.254	0.172
Silice (SiO^2)	0.027	0.027	0.030	0.034	0.036
Fer Alumine ($Fe^2\ Al^2\ O^3$)	0.003	0.006	0.012	0.007	0.008
Chaux (Cao)	0.029	0.088	0.099	0.101	0.098
Magnésie (MgO)	Traces indosables	0.024	0.027	0.032	0.032
Chlorures (en Cl)	0.041	0.080	0.091	0.094	0.094
Sulfates (en $SO^4\ H^2$)	0.041	0.058	0.073	0.136	0.088
Nitrates (en $AzO^3\ H$)	0.019	0.011	0.009	0.009	0.009
Nitrites (en $AzO^2\ H$)	Néant	Traces	Traces	Traces	Traces
Azote ammoniacal	Néant	0.004	0.016	0.009	0.007
Matières organiques en oxygène emprunté au MnO^4K — milieu acide	0.0019	0.013	0.0155	0.022	0.028
Matières organiques en oxygène emprunté au MnO^4K — milieu alcalin	0.000875	0.007	0.0137	0.019	0.026

Imprimeries G. Mont-Louis, Clermont-Fd.

www.ingramcontent.com/pod-product-compliance
Lightning Source LLC
LaVergne TN
LVHW050112060726
842524LV00003B/1074

* 9 7 8 2 3 2 9 0 8 8 3 3 4 *